LOGEMENTS

DES

CLASSES PAUVRES

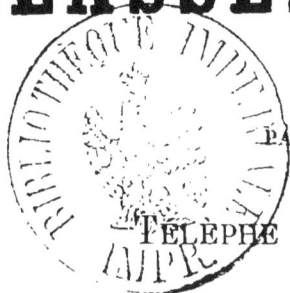

PAR LE DOCTEUR

TÉLÉPHE P. DESMARTIS.

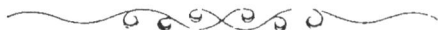

~~~~~~

BORDEAUX

TYPOGRAPHIE Ve JUSTIN DUPUY & Ce

rue Gouvion, 20.

1860

LOGEMENTS

DES CLASSES PAUVRES

PAR LE DOCTEUR

Télèphe P. DESMARTIS.

Dès mon entrée dans la carrière médicale j'ai été en contact avec la population ouvrière de nos faubourgs. Le bureau de charité, sur ma demande, daigna me confier les fonctions de médecin, alors gratuites, des faubourgs de Ste-Croix et de Ste-Eulalie. Plus tard cette charge ayant été rémunérée, diverses circonstances m'en firent démettre officiellement, mais, en réalité, ce fait fut loin de diminuer cette clientelle généralement peu enviée : je m'étais attaché à mes malades ; la nature de leurs souffrances, leur milieu moral m'avaient intéressé.

J'ai donc pu me rendre compte de leurs besoins matériels et autres.

Il faut en convenir, nous avons toujours vu l'administration, sérieusement inquiète de la position précaire de
ces classes nombreuses, venir à leur secours, d'une manière lente peut-être, mais du moins constante et infatiga-
ble. Pour l'enfance, des maisons d'asile ont été ouvertes,
l'enseignement a été vulgarisé pour tous les âges ; par l'as-
sociation mutuelle, la famille de l'ouvrier a été mise à l'abri
des rudes épreuves qu'amenait infailliblement la maladie
de son chef.

Ce sont là de magnifiques résultats qui assurent à l'administration bienfaisante la reconnaissance si vivace, quoi-
qu'on en dise, du prolétaire. Mais nous applaudissons d'autant plus à ce qui a été fait, que cela nous permet d'augurer
encore mieux de l'avenir. Le bien a sa logique comme le
mal, et s'engendre de lui-même : ainsi, des améliorations
déjà obtenues, il résulte qu'on doit en obtenir d'autres.

Parmi les améliorations dont il est permis d'attendre les
plus heureuses conséquences, celles qui concernent le logement des classes ouvrières est en première ligne. Cette question touche au vif la santé physique et morale du prolétaire.
Assurer à un homme le toît qui l'abrite, c'est en faire, plus
que par n'importe quelle disposition légale, un citoyen utile
et moral.

C'est le fixer à la cité, le faire rentrer dans le cercle de
solidarité qui enveloppe les habitants d'une même commune.

Assurer le logement à un père de famille, dans les conditions les plus saines et les plus agréables possibles, lui en
faire espérer la possession par son travail, c'est mettre dans
son existence un mobile qui l'affranchit des vices que la
pauvreté engendre. Or, l'homme arraché aux perpétuelles
obsessions de la misère, aux subjections fatales de cet état
funeste, est en voie de progression à tous les points de vue

auxquels on peut l'envisager : en même temps que sa santé se fortifie, que ses forces se développent, que son énergie renaît, la gamme de ses sentiments généreux s'élève, l'esprit d'ordre, l'instinct de la dignité personnelle, l'amour de la famille surgissent chez cet être régénéré.

Dans nos relations fréquentes avec les classes, sinon indigentes, du moins réduites à des ressources précaires et dépendantes d'un travail incertain et peu rémunéré, nous avons toujours rencontré des rapports entre la dégénérescence du corps et le découragement de l'esprit, l'oubli des devoirs naturels et les souffrances subies. C'est tellement vrai qu'on peut dire en thèse générale que chez le prolétaire, celui-là est le moins corrompu, le moins invalide qui se trouve le moins sous la pression de la misère. Au degré de propreté de l'intérieur du domicile nous pouvons, sauf de bien rares exceptions, juger de la moralité d'une famille entière et de la puissance des liens d'affection qui en unissent entre eux les divers membres. Nous pourrions presque dire à l'aide de ces indices jusqu'à quel point elle est à charge ou utile à la société.

Il y aurait des catégories instructives à établir sur le niveau moral des familles d'ouvriers suivant qu'ils sont possesseurs d'un mobilier ou ne le sont pas, qu'ils sont logés chez eux ou en garni.

En partant de ce point, on trouverait même qu'il y a identité corrélative dans les délits et les crimes, dans les maladies et dans le plus ou moins d'énergie morale des prolétaires placés dans les milieux que nous venons d'indiquer.

Avec la possession naît la responsabilité, c'est-à-dire la garantie sociale sans laquelle l'ordre et la sécurité publique ne peuvent exister qu'à l'état exceptionnel. Il importe donc de la développer chez le plus grand nombre possible.

L'influence du foyer domestique est salutaire au plus haut degré. Elle relève ceux que la misère et le vice ont courbés. C'est là qu'il importe d'agir pour fortifier la santé du peuple et ses tendances natives vers le bien. Avec des logements sains, propres et convenables, se développe l'amour du chez soi ; les logements insalubres et sombres poussent naturellement dehors les malheureux qui sont condamnés à les habiter ; ils désertent ces demeures où croupissent leurs familles atrophiées, au profit des lieux les plus démoralisateurs. — Ils n'ignorent pas que le fait de séjourner dans des lieux humides et peu aérés, comme dans des mansardes, des rez-de-chaussées et entresols, les voue fatalement aux atteintes de maladies aussi cruelles que nombreuses : telles que les rhumatismes, les scrofules, les altérations de tout le système lymphatique qui minent l'organisme ; aux états généraux de souffrances, qui dégénèrent en phthisie ; aux affections des organes respiratoires et, par suite, de la circulation, à une sorte d'asphyxie, d'intoxication continue, et à ses fâcheux dérivés morbides.

Il est bien des circonstances où ces influences agissent d'une manière déplorable ; elles sont, hélas ! aussi nombreuses que variées ; mais nous nous bornerons à citer celle que toute famille d'ouvrier est nécessairement forcée de subir : c'est pendant l'accouchement. Cette époque de crise se complique spécialement chez elle de l'insalubrité du milieu où elle vit.

En province, il est rare que chez l'ouvrier l'épouse qui va être mère consente à aller faire ses couches loin du domicile conjugal ; il y a dans le plus profond de son cœur un invincible aimant qui la retient dans son pauvre logis, où elle a aimé, où elle a souffert, où ses autres enfants s'agitent, où son mari rentre chaque soir. Puis, si la chance qu'elle va courir lui est funeste, elle s'éteindra au milieu de tout ce qu'elle aime.

Qui donc appellera préjugé cet ensemble des plus purs, des plus naïfs instincts du cœur de la femme? Il lui répugne souverainement de se réfugier dans les établissements hospitaliers, où cependant les soins les plus confortables lui seront prodigués. Mais combien de victimes cette répugnance n'a-t-elle pas fait? Bien des fois nous avons été appelé pour des cas les plus simples à l'origine qui, dans un autre milieu, n'auraient acquis aucune gravité, mais qui pour des femmes vivant dans des logements insalubres avaient revêtu avec rapidité le caractère le plus menaçant. Nos prescriptions ordinaires, lorsque nous donnons nos soins à des femmes en couches dans ces fâcheuses conditions, consistent d'abord à changer provisoirement l'état du local : de l'air dans les conditions convenables, de la propreté, une température suffisante. En un mot, je cherche à établir un état artificiel, tout le contraire de l'état réel.

C'est donc une grande question que celle des logements des classes pauvres; tous les économistes l'ont jugée ainsi, et les hommes les plus éminents, jusqu'au Chef de l'Etat, ont essayé de la résoudre. Leur tentative est même en voie d'exécution.

D'un côté, des cités ouvrières se construisent, vaste agglomération d'individus, où sous l'influence d'une réglementation tutélaire et avec le stimulant de l'émulation, on serait en droit d'espérer les meilleurs résultats, si ce mode n'avait pas l'apparence d'un casernement qui effarouche les instincts d'indépendance des ouvriers.

De l'autre, d'après les plans appropriés aux besoins, aux ressources et aux mœurs de la classe ouvrière, l'on élève de petites habitations indépendantes les unes des autres, et au moyen d'une modique rétribution locative qui contient ensemble : 1° Somme suffisante pour payer l'intérêt à 5 p. 100 du capital qu'a coûté l'habitation; 2° Une modique prime pour amortir, dans une période convenue, la valeur de l'immeuble. Les ouvriers qui les occupent se trouvent ainsi bien logés avec la certitude d'en devenir un jour les possesseurs.

D'autres projets sur cette même question sont sur le point d'être publiés. C'est une des préoccupations du moment d'autant plus intéressante que la cherté toujours croissante des loyers devient une des plus fâcheuses inquiétudes des classes inférieures.

Loin de nous la pensée de vouloir induire de cette situation un argument d'opposition politique; mais, malgré nous, les véhémentes paroles du tribun romain heurtent nos souvenirs. Il y a donc lieu de s'occuper, sous tous les rapports, des logements des classes pauvres. Nous sommes éclectiques et nous ne supposons pas que ce puissant élément de bien-être et de moralisation ne doive être développé que par un système isolé; nous croyons, au contraire, qu'on réussira plutôt à l'aide de plusieurs moyens simultanément employés, qui concourront au même but par des voies différentes.

Pour nous, la création de quartiers spéciaux dans une situation saine, nous paraît devoir être préférée à tout autre plan.

Dans quelques départements du Nord on a obtenu de la sorte les meilleurs effets. A proximité des grands centres de population, l'on a bâti des maisonnettes suivant les dispositions les plus économiques et les plus agréables. Le plan général ne varie que suivant le nombre des membres d'une même famille. Toutes ces habitations sont pourvues d'un petit jardin et sont en outre disposées suivant les conditions les plus avantageuses de salubrité, de voirie, d'alignement, etc., etc., et forment, à proprement parler, de petites villes modèles.

Comme nous l'avons déjà dit, le prix du loyer est établi de manière à couvrir tout à la fois l'intérêt civil du capital qu'a coûté l'édification de la maisonnette et la prime d'amortissement qui doit, dans une époque déterminée, en rendre le locataire possesseur incommutable.

Pour arriver à la création de ces villes ouvrières, deux moyens se présentent. Le premier, qui a été pratiqué avec succès, consiste à provoquer la formation de sociétés, comme dans les entreprises industrielles ordinaires à qui l'administration trace des devis, des plans, et impose des conditions exceptionnelles en retour des avantages d'exonération d'impôts, d'emplacements cédés, de priviléges temporaires octroyés, etc., etc.

Ces sociétés, qui peuvent n'être mues que par l'appât d'un bénéfice, peuvent cependant être organisées de façon à produire de bons résultats.

C'est un préjugé de croire à un antagonisme continuel et forcé dans les intérêts matériels ; telle condition pour être profitable à une partie, n'est pas par cela même nécessairement préjudiciable à l'autre. Il en serait de même dans l'espèce. Opérant d'ensemble, la société d'entrepreneurs dont il s'agit pourrait construire à des prix de revient inaccessibles aux efforts isolés, ce qui lui permettrait de céder à des taux avantageux aux acheteurs.

Quant au mode de paiement, où se trouve d'une manière essentielle le jeu économique du système favorable à la classe ouvrière, il s'agit de répartir le prix en un nombre d'annuités renfermant l'intérêt dudit prix et un léger àcompte, qui, au moyen de la capitalisation, libère dans un temps donné le débiteur. Dans le Nord la moyenne du loyer mensuel, qui au bout de quinze années environ rend le locataire possessseur de la maison qu'il occupe, varie entre quinze et dix-huit francs. C'est tout simplement le mécanisme libérateur du crédit foncier avec un bénéfice double pour ceux qui oseront tenter l'opération, c'est-à-dire bénéfice de constructeur et bénéfice de financier.

Il est, comme nous l'avons dit, un deuxième moyen de créer pour les classes inférieures des logements salubres et agréables; nous le voyons tout entier dans la plus puissante institution qui ait été organisée pour améliorer le sort des ouvriers, dans les sociétés même de secours mutuels. La plupart d'entre elles possèdent des épargnes qui s'accumulent et qui, grâce à la manière intelligente et probe dont elles sont administrées, doivent s'élever dans un avenir peu éloigné à des sommes considérables.

Or, après qu'une société a pourvu à ses besoins annuels, suivant un budget dont les variations peuvent être rigoureusement calculées, nous sommes à nous demander si la stricte équité ne souffre pas de cette thésaurisation qui profitera moins à ceux qui auront contribué à la créer qu'à des nouveaux venus qui n'y auront que peu ou point concouru.

Donc, en dehors de ces besoins prévus, chaque société doit utiliser ses excédants de recette. Et comment pourrait-elle mieux les employer qu'en achetant des terrains et en y faisant construire des maisonnettes dans toutes les conditions désirables d'économie et de salubrité?

Ces constructions, une fois terminées, seraient distribuées entre les titulaires lors des solennités sociales par la voie du sort. Au besoin même, les sociétés qui renferment jusqu'à trois et quatre mille membres pourraient s'imposer d'une cotisation *ad hoc* d'un franc par mois, par exemple, qui don-

nerait lieu à des constructions nombreuses et à des distributions fréquentes.

Quel moyen de propagande n'y aurait-il pas là en faveur
des sociétés mutuelles ?

Nous sommes partisan déclaré des sociétés de secours mutuels. Dans notre carrière de médecin, nous avons trop sou-
vent constaté le bien immense qu'elles font pour ne pas les
comprendre parmi les plus utiles, les plus précieuses créa-
tions de notre époque; aussi verrons-nous toujours avec
bonheur toute mesure propre à leur donner de l'élan et à les
propager. Nous croyons qu'en leur accordant la faculté
d'employer partie de leurs fonds disponibles à l'édification
de maisons-échoppes, pour les distribuer à ceux qui en font
partie, on leur adjoindrait un puissant élément de succès.
Il y a à Bordeaux, comme nous venons de le dire, des sociétés qui comprennent plus de quatre mille membres, à
un franc par mois de cotisation spéciale; il y aurait au bout
de l'an quarante-huit mille francs avec lesquels, suivant les
prix pratiqués dans cette ville, on pourrait avoir douze im-
meubles à distribuer par la voie du tirage au sort.

Il faudrait, nous le pensons, être doué d'une forte dose
de puritanisme pour voir dans des loteries de ce genre
vestige d'immoralité. Le législateur a frappé les loteries
pour des causes qui ne se retrouveraient pas ici. Elles pro-
voquaient à jouer dans des limites peu en harmonie avec
les ressources des joueurs; elles n'offraient pas une chance
équitable et proportionnelle à l'enjeu; enfin elles provo-
quaient des espérances exagérées, chimériques. Effectuées
par les sociétés, ces distributions où le hasard présiderait,
n'auraient aucun de ces inconvénients; la prime serait
circonscrite à un chiffre à portée des plus humbles épargnes; rien ne serait distrait de la somme accumulée franc

par franc; enfin le gain en spectative ne serait point un appât immoral et par trop décevant.

Cette combinaison recruterait, au profit des sociétés mutuelles, beaucoup d'ouvriers dissidents et contribuerait à leur donner, sous un bref délai, toute l'expansion qu'elles ne peuvent espérer que dans un certain laps de temps.

C'est une excellente chose au point de vue de l'hygiène morale, si étroitement mêlée à celle du corps, qu'un peu d'espoir au sein des misères qui fourmillent dans la vie de l'ouvrier et du prolétaire. Cette perspective de pouvoir : posséder un abri, une maison à soi, ne me paraîtra jamais constituer un sentiment mauvais. Mais, dira-t-on peut-être : — C'est une espérance qui, dans l'espèce, serait trop aléatoire, puisque suivant les bases établies plus haut dans le cours d'une année, chaque sociétaire aurait trois cent trente-trois à trois cent trente-quatre chances contre lui; partant, ne serait-ce pas un leurre, un mécompte?

En vérité c'est bien méconnaître le cœur humain que de raisonner ainsi! L'homme ne vit-il pas d'espérances bien plus incertaines, chaque jour détruites, chaque jour renaissantes; et n'est-ce pas précisément l'homme instruit, celui chez qui l'idée a le plus étendu son empire, qui se livre le plus facilement à ses fallacieuses mais douces et consolantes séductions? Le prolétaire, l'ouvrier dont la vie est comme un sentier aride, bordé d'ornières profondes, monotone dans tout son cours, triste au commencement, triste à la fin, manque de cet élément; il a donc plus particulièrement besoin de ce puissant tonique. Mais comme de toutes choses il n'en faut prendre qu'à doses modérées; or nous ne voyons pas qu'en ceci on ferait abus. Toutefois ne nous laissons pas entraîner hors des limites que nous assignons à ce rapide aperçu.

L'emploi d'une partie du capital des sociétés de secours mutuels pour créer des logements au profit des sociétaires, ou mieux encore l'institution dans leur sein d'une cotisation mensuelle spéciale à cet objet, aurait encore un autre excellent résultat.

Les sociétés prévoient le cas de maladie, d'accidents rendant le sociétaire incapable de travailler; mais prévoient-elles les fâcheuses conséquences du manque de travail, du chômage forcé?

Elles ne le peuvent pas! Eh bien, la construction par les sociétés elles-mêmes de maisons-échoppes comblerait ce vide jusqu'à un certain point. L'industrie des bâtiments utilise presque toutes les professions; elle peut employer depuis l'homme qui n'a que sa force matérielle jusqu'à l'artiste qui fait œuvre encore plus avec son esprit qu'avec ses mains. Elle aurait de la sorte des chantiers constamment ouverts où elle pourrait donner du travail à la plupart de ceux de ses membres qui en manqueraient.

PUBLICATIONS DU MÊME AUTEUR.

En 1858.

Aperçu sur l'emploi des Anesthésiques dans les Accouchements.

Sève de Pin Maritime.

Influence Modificatrice des Venins et des Virus sur l'Organisme.

Sur l'emploi du Lait Iodé.

Des Influences Morales sur les Femmes Enceintes.

Sur les Inoculations Prophylactiques.

Etiologie des Dermatoses du Règne Végétal et du Règne Animal.— Médecine comparée.

De la Nature Cryptogamique du Croup.

Examen critique sur l'application des lois de l'histoire naturelle à la médecine légale.

Phytorganies ou Maladies Parasitaires Cryptogamiques. — Médecine comparée.

Des Milieux au point de vue Biologique.

Le Croup et les Angines Couenneuses sont-elles un Protée des Fièvres éruptives ?

Examen médico-légal des expériences de Chaussier et des expériences contradictoires de Klein, à propos de cette question : Un enfant peut-il être brusquement expulsé par les contractions de l'utérus, et sa chute peut-elle amener des fractures du crâne? (En collaboration avec le docteur Alph. Bouché de Vitray).

Sur une modification apportée au Forceps (En collaboration avec le docteur Alph. Bouché de Vitray).

Singularité d'Origine de la Syphilis.

Etude sur les Venins et les Virus.

Des Maladies Parasitaires.

Inoculation des Venins contre le Cancer.

En 1859.

Affections morbides aigues, passagères et substitutives, annihilant des maladies chroniques.

Appréciation critique d'un rapport médico-légal ayant pour titre :

Mémoire consultatif à l'occasion d'un fait d'infanticide ; exam
d'une cause de mort alléguée fréquemment dans les affaires crim
nelles de cette nature.

Succussion propre à expulser les Corps Etrangers arrivés ac
dentellement dans la Trachée ou dans l'Œsophage.

Introduction de corps étrangers dans les bronches provoquant
Phthisie.

Observation sur l'Epidémie d'Angine Couenneuse qui règne da
le département des Landes.

Quelques mots sur les Prophylaxies.

Note sur le Curare.

Quelques mots à propos de l'Inoculation des Venins.

La liberté Médicale.

Etude sur les Epidémies de Croup, d'Angine Couenneuse, de F
vre Typhoïde et de Dysenterie qui ont sévi dans le département
la Dordogne en 1859.

Substance absorbante succédanée du plâtre coaltaré.

Traitement des Métro-Péritonites puerpérales (Maladie des fer
mes en couche).

Du Nervosisme.

En 1860.

Etude sur les Venins avec quelques mots sur la Zoognosie.

De l'Hypnotisme.

Nouveau traitement du Croup et des Angines Couenneuses (
collaboration avec le docteur Alph. Bouché de Vitray).

Pour paraître prochainement.

La Phthisie Pulmonaire confirmée est curable (En collaborati
avec le docteur Alph. Bouché de Vitray).

Du Croup Intermittent à type régulier ; Spécificité Curative p
les Anti-Périodiques.

Nouveaux Suppositoires Vaginaux.

Réflexions médico-légales et médico-psychologiques sur le pr
cès de Madame et de Mademoiselle Lemoine.

Considérations sur l'Etiologie et la Thérapeutique du Choléra.

De la Jalousie au point de vue médical.

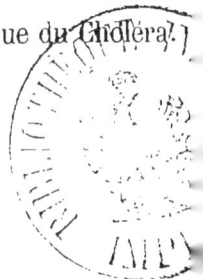